LOW CARB

Una Raccolta Completa Di Ricette Senza Zucchero
E Dolcificanti

(Ricette Recenti Con Salse A Basso Contenuto Di
Carboidrati)

Eligio Cocci

Traduzione di Daniel Heath

© **Eligio Cocci**

Todos os direitos reservados

Low Carb: Una Raccolta Completa Di Ricette Senza Zucchero E Dolcificanti (Ricette Recenti Con Salse A Basso Contenuto Di Carboidrati)

ISBN 978-1-989808-99-3

TERMINI E CONDIZIONI

Nessuna parte di questo libro può essere trasmessa o riprodotta in alcuna forma, inclusa la forma elettronica, la stampa, le fotocopie, la scansione, la registrazione o meccanicamente senza il previo consenso scritto dell'autore. Tutte le informazioni, le idee e le linee guida sono solo a scopo educativo. Anche se l'autore ha cercato di garantire la massima accuratezza dei contenuti, tutti i lettori sono avvisati di seguire le istruzioni a proprio rischio. L'autore di questo libro non potrà essere ritenuto responsabile di eventuali danni accidentali, personali o commerciali causati da un'errata rappresentazione delle informazioni. I lettori sono incoraggiati a cercare l'aiuto di un professionista, quando necessario.

INDICE

Parte 1 1

Iniziare A Perdere Peso 2

Capitolouno 5

Cosa Mangiare A Colazione Mentre Cerchi Di Dimagrire 5

Capitolo Due 13

Diversi Tipi Di Cibo Per Pranzo Che Ti Aiutano A Perdere Peso 13

INSALATE 14
ALTRE IDEE PER IL PRANZO DA MANGIARE DURANTE LA DIETA: 16

Capitolo Tre 21

Una Lista Di Snack Mentre Si Cerca Di Perdere Peso 21

ECCO UNA LISTA DI DIVERSI TIPI DI SPUNTINI SANI DA MANGIARE MENTRE SI È A DIETA: 22

Capitolo Quattro 27

Diversi Tipi Di Cibo Da Mangiare A Cena Mentre Si È A Dieta 27

FRUTTI DI MARE 31
MAIALE 33
ALTRE CENE SALUTARI 35
CONCLUSIONE DEL PERCORSO DELLA PERDITA DI PESO 36

Parte 2 39

Introduzione 40

1. Salsa Ai Frutti Di Bosco 43

2. Senape Dolce Mayo 45

3. Salsa Dolce & Aspro Di Prugne 46

4. Salsa Ranch E Peperoncino 48

5. Salsa Di Formaggio All'aglio 49

6. Salsa Ai Semi Di Papavero 51

7. Salsa Di Pomodoro Per La Pizza Fatta In Casa 53

8. Salsa Al Formaggio Blu 54

9. Salsa Senape Tabasco 56

10. Sughetto Di Tacchino 57

11. Salsa Crema Di Rafano E Senape 58

12. Maionese Alla Senape 59

13. Sugo Al Limone 61

14. Marmellata Di Fragole E Semi Di Chia 63

15. Salsa Tartara Dolce & Aspro 65

16. Prosciutto & Guacamole.. 66

17. Vinaigrette Di Lampone.. 68

18. Salsa Al Cioccolato Fondente.. 69

19. Salsa Al Caramello Salato 71

20. Marmellata Di Peperoncini Rossi Affumicati................ 73

21. Crema Jalapeno Fuso Al Lime 75

22. Salsa Barbecue (Bbq) Al Mango.................................... 76

23. Pesto Di Basilico Con Aglio 78

24. Ketchup Senza Zucchero Fatto In Casa......................... 79

25. Salsa Di Pomodoro All'italiana...................................... 81

26. Salsa Messicana Piccante 83

27. Salsa Olandese Di Formaggio 85

28. Salsa Di Barbecue Aspra 86

29. Salsa Di Pomodoro Essiccato Al Sole 88

30. Sugo Di Carne 90

31. Tre Formaggi All'aglio Marinara 92

32. Salsa Di Lime E Peperoncino... 94

33. Salsa Del Sichuan 96

34. La Salsa Barbecue 98

35. Salsa Di Funghi.. 99

36. Salsa Hoisin 101

37. La Crema Al Parmigiano 102

38. Salsa Allo Yogurt E Senape 103

39. Salsa Agrodolce Piccante Tailandese.......................... 104

40. Salsa Di Lamponi... 105

41. Salsa Tzatziki 106

42. Salsa Di Panna Agrodolce 107

Conclusione 108

Parte 1

Iniziare a perdere peso

Fare una dieta è un compito difficile. Dobbiamo essere pronti e disposti a seguire una dieta sana per perdere una certa quantità di peso. Prima di iniziare qualsiasi dieta, devi stabilire l'obiettivo di quanto peso desideri perdere ogni settimana o mese.

Ci sono molti tipi di diete là fuori per aiutarti a perdere peso, ma in questo libro imparerai a conoscere diversi tipi di cibo da mangiare mentre sei a dieta a basso contenuto di carboidrati per aiutarti a perdere peso velocemente. Tutto quanto elencato in questo libro deriva dalla mia personale esperienza su come ho perso peso dopo aver mangiato questi diversi tipi di alimenti.

Ogni volta che sono a dieta cerco di leggere tutte le etichette sul retro di ogni cibo che mangio e di cercare esattamente quanti carboidrati e quante calorie ci sono in ogni alimento. Cerco di stare lontano dal mangiare tante varietà di pane e pasta, a meno che non sia integrale.

È anche importante, mentre sei a dieta, di assicurarti di mettere da parte una giornata "cheat". Questo giorno potrai concederti un po' di relax e mangiare un dessert o il tuo piatto di pasta preferito. Se ti piace la bistecca, fai una grande bistecca alla griglia con puré di patate come contorno. Assicurati di avere abbastanza autocontrollo per tornare alla tua dieta dopo il giorno "cheat". Se pensi di non riuscire a tornare a dieta, allora non fare il giorno "cheat".

Non solo è bene mangiare sano per perdere peso, è una buona idea mangiare meglio per la propria salute personale. Quando vai fuori a cena mentre sei a dieta, chiedi al tuo cameriere se puoi avere degli antipasti senza burro o senza i carboidrati extra. Oppure, trova qualcosa nel menu che sia leggero, come un'insalata con pollo o pesce alla griglia.

Buona fortuna con la dieta a basso contenuto di carboidrati! Ricordati di avere autocontrollo e continua a ricordare a te stesso per che cosa stai lavorando così duramente. Sbarazzati di tutti i cibi spazzatura in casa tua prima di iniziare, questo renderà molto più facile attenersi alla tua dieta quando sarai tentato di mangiare un pacchetto di patatine o biscotti.

CapitoloUno
Cosa mangiare a colazione mentre cerchi di dimagrire

La colazione è il pasto più importante della giornata. Il motivo è che dobbiamo avere qualcosa nel nostro corpo, per bruciare calorie ad inizio giornata. Se non abbiamo sostanze nello stomaco, non ci sarà nulla che ci dia energia o cibo da bruciare durante il giorno.

Mangiare una salutare colazione ti darà il potere di concentrarti meglio la mattina e ti metterà di buon umore all'inizio della giornata. È noto che le persone che fanno colazione ogni mattina sono più in forma di quelli che la saltano.

In questo capitolo troverai diversi tipi di cibo da mangiare a colazione mentre fai una dieta povera di carboidrati.

Uova

Le uova sono un'ottima proteina per iniziare la giornata. Iniziando con una colazione tradizionale, mangia solo due uova al mattino. Cerca di non eccedere nel mangiare più uova. Le uova sono conosciute per mantenere lo stomaco più pieno invece di mangiare qualsiasi altro tipo di cibo a colazione. Un bel contorno sano con uova anziché toast; spinaci saltati freschi con un po' di sale e pepe da mangiare con le uova al mattino.

Un'altra ottima e veloce colazione: prendi una pita di grano integrale, mescola gli albumi, aggiungi gli spinaci e i pomodori per un buon panino salutare.

Per essere sicuri di avere abbastanza tempo per fare colazione la mattina prima di andare al lavoro, fai bollire le uova la sera prima e mettile in frigorifero. La mattina dopo, mentre esci dalla porta, prendi due uova sode, potresti metterci un po' di sale o pepe, gustandotelementre vai a lavoro. So quanto sia difficile svegliarsi prima del tempo, quindi questo è un ottimo modo per essere sicuro che non stai prendendo unbagel mentre esci di casa e fare una colazione malsana.

Frutta

Tutti questi frutti elencati di seguito sono ricchi di minerali e vitamine, di cui i nostri corpi hanno bisogno per funzionare correttamente ed essere sani.

- Mele
- Banane
- Mirtilli
- Fragole
- Lamponi
- Pesche
- Uva
- Ananas
- Mirtilli rossi
- Arance
- Pompelmi
- Kiwi
- Meloni
- More
- Cocomeri

Al mattino per una bella colazione leggera e salutare, taglia le banane e le mele, mescolale in una ciotola con mirtilli e uva. Non c'è molto da preparare, quindi puoi mangiarlo da solo o se vuoi insiemealle uova.

Le pesche sono ottime con un po' di ricotta e mandorle mescolate insieme per una bella colazione leggera.

Ci sono molti tipi diversi di frutta che sono buoni coi fiocchi d'avena, ma il mio preferito è mescolare un po' di latte di mandorle con banane e mirtilli.

Ci sono molti tipi diversi di avena, ottimi se mescolati con un po'di miele, latte di mandorle e a scelta frutta o uvetta.

Un'altra ottima colazione con uno di questi frutti, sarebbe fare un frullato mescolato con semplice yogurt greco e miele.

Prendete le fette di mela e immergetele nel burro di arachidi al mattino. Le fibre del burro di arachidi ti aiuterà a mantenertipieno fino all'ora di pranzo.

Il semplice yogurt greco è una bella colazione cremosa se si aggiunge miele come dolcificante, frutta a tua scelta e noci.
Il pompelmo è un frutto meraviglioso da mangiare quando si cerca di perdere peso. È meglio mangiare metà di un pompelmo prima di fare colazione al mattino. Non mangiare pompelmi da solo. Questo sarebbe un ottimo frutto da abbinare a una proteina, come uova o yogurt greco.

Il burro di mandorle è delizioso e salutare. Un ottimo modo per mangiarlo al mattino è spargerlo sulle banane o sulle mele.

L'anguria e il melone tagliati sono un ottimo piatto da mangiare a colazione. Questi due frutti sono molto buoni per la tua salute e sono una bella merenda dolce da accompagnare con una colazione sana.

Proteine

Ci sono molti tipi di proteine da aggiungere alla tua colazione al mattino oltre alle uova e allo yogurt, ecco una lista di idee per la colazione con proteine salutari:

Spalmadella ricotta a basso contenuto di grassi su un pezzo di pane integrale tostato.

Invece di mettere pancetta, salsiccia o prosciutto in una frittata, metti dei pezzi di pollo tagliato a dadini.

Invece di preparare uova strapazzate, prepara il tofu. Aggiungi funghi, spinaci, pomodori, broccoli, cipolle, peperoni o qualsiasi altra verdura a tuo piacimento a basso contenuto di carboidrati.

Avvolgi il bacon di tacchino su fette di avocado e mettii in forno per circa cinque minuti a 350 gradi.

Tosta il pane integrale, spalma il burro di mele o il burro di arachidi sul pane tostato e aggiungi le banane tagliate in cima.

Riscalda la quinoa nel microonde come sostituto della farina d'avena, aggiungi la cannella, le mele o i mirtilli affettati e mescola alcune mandorle o noci.

Fai un frullato di proteine al mattino con il tuo tipo preferito di polvere proteica. È molto appetitoso ed è facile e molto veloce da fare. Mi piace mescolare due misurini di proteine di vaniglia in una tazza di latte di soia.

Capitolo Due
Diversi tipi di cibo per pranzo che ti aiutano a perdere peso

La colazione non è l'unico pasto importante della giornata. Assicurarti di mangiare un pranzo a basso contenuto di carboidrati sano è molto importante per mantenere alta la tua energia per tutto il giorno.

È estremamente importante durante una dieta evitare di saltare i pasti, poiché i nostri corpi hanno bisogno delle sostanze per bruciare calorie per aiutarci a perdere peso.

In questo capitolo imparerai diverse idee per un pranzoa basso contenuto di carboidrati, per aiutarti a perdere peso, mentre sei a dieta.

Insalate

Un'insalata composta da diversi tipi di lattuga come: rucola, lattuga romana, lattuga al burro e crescione sono tutti pieni di nutrizione. Cerca di stare lontano dal mangiare solo lattuga iceberg, perché non ha molto valore nutrizionale. Ecco una lista di insalate da mangiare a pranzo mentre provi a perdere peso:

Insalata di caesar e salmone. Unisci solo un cucchiaino pieno di Caesar leggero sul condimento. Al posto del salmone, puoi anche usare pollo alla griglia, gamberetti saltati o pesce bianco.

Lattuga romana mista a spinaci freschi. Aggiungi delle verdure a tuo piacimento come: pomodori, cetrioli, olive, fagiolini, avocado e peperoni gialli o verdi. Per le proteine aggiungi tacchino a cubetti, pollo a dadini o gamberetti. Per un condimento leggero fatto in casa: spremi un quarto di limone in una ciotola, mescola la polvere di aglio, l'aceto di vino bianco, un pizzico di sale e un pizzico di pepe.

Pomodori a fette con mozzarella e basilico. Condisci con un condimento balsamico molto leggero e olio d'oliva in cima.

Rucola, burro e lattuga e crescione di lattuga mescolata con pomodori, cavoli, formaggio di capra, cetrioli, cipolle rosse, con una leggera vinaigrette e olio per condimento. Aggiungi la tua scelta di proteine: bistecca di fianco, pollo a cubetti, pesce o gamberetti.

Altre idee per il pranzo da mangiare durante la dieta:

Involtini di lattuga -fai cuocere il pollo sul fuoco, aggiungi lo zenzero, la salsa di soia e l'aglio. Prendi delle carote tagliuzzate e dei cetrioli a dadini per aggiungerli ad un contorno di semi di sesamo. Questo involtino sarebbe meraviglioso con una foglia di lattuga di burro o foglie di cavolo.

Involtini di tortilla – Prendi il tacchino o il pollo e avvolgilo in una tortilla di grano integrale. Aggiungi della lattuga romana, pomodori, cipolle e un po'di olio d'oliva e aceto di vino rosso per il sapore.

Burrito - prepara un burrito di fagioli con fagioli neri fritti, guacamole e salsa. Invece di usare una tortilla, mescola tutto in una ciotola. Aggiungi pomodori freschi o lattuga se vuoi. Un buon contornoper questo burrito al posto del riso, può essere una tazza di frutta fresca.

Insalata di tonno – Mescola il tonno con sedano tritato, cipolla tritata, pepe, un pizzico di sale e un cucchiaino di succo di limone. Taglia un pomodoro e trita la lattuga da aggiungere all'insalata di tonno.

Quinoa- Metti la quinoa sul fuoco. Dopo cotto puoi mangiarlo freddo o caldo; a tuo piacimento. Per più sapore e nutrizione aggiungere pomodori tritati, erba cipollina tritata o cipolle, cetrioli e erbe fresche - basilico, coriandolo, origano o timo.

Trita un intero capo di cavolfiore, mescolalo con un po' di olio d'oliva e aggiungi i condimenti che preferisci. Imposta il forno a fiamma e cuoci il cavolfiore in basso per dieci minuti. Contemporaneamente cuoci la quinoa sul fuoco per circa 15 minuti. Cuoci il cavolo separatamente sul fuoco. Dopo aver finito di cucinare, mescola insieme cavolfiore, quinoa e cavolo per un pranzo leggero.

Hamburger di tacchino: prepara un hamburger di tacchino sul fornello, sulla griglia o in forno. Invece di mangiarlo con un panino, prendi un po' di spinaci freschi, pomodori, cipolle e un po' di ketchup o senape per insaporire.

Zuppa- Questo è un pasto ipocalorico a seconda del tipo di zuppa fatta in casa. Acquista sacchetti di verdure surgelate dal negozio di alimentari e verdure fresche. Utilizza un brodo di pollo a basso contenuto di sodio per una base e acqua. Per le proteine aggiungi pollo o fagioli. Per il sapore aggiungi aglio ed erbe fresche. Il modo migliore per farlo: mettere tutti gli ingredienti in una pentola di coccio e cuocere a fuoco basso per sei ore. Aggiungi i tuoi condimenti ed erbe preferiti per ottenere più gusto.

Ricotta: crea un mix di ricotta, uva, avocado, cetrioli e pomodori. Aggiungi del pepe speziato.

Panino sano: prepara un panino senza il pane affettando cetrioli, del tacchino, un po'di formaggio e mettili insieme usando uno stuzzicadenti per tenerli in posizione.

Saltato in padella- Pollo tritato con broccoli, peperoni rossi e verdi, zucca e cipolle rosse. Utilizza olio d'oliva e una salsa di teriyaki a basso contenuto di sodio per cuocere questi ingredienti a fuoco medio-alto per dieci minuti.

Insalata di avocado — Taglia un avocado a metà, togli il buco dal centro e aggiungi l'insalata di pollo o insalata di tonno fatta in casa a basso contenuto di grassi nel mezzo dell'avocado.

Involtino Hummus- Prepara un involtino integrale con hummus, formaggio di capra, fette di tacchino e foglie di spinaci fresche.

Involtino di quinoa: prepara un involtino di quinoa con fagioli neri, feta e avocado arrotolati insieme in un involtino di grano integrale. Aggiungi humus per insaporire.

Come parte di uno di questi antipasti, è una buona idea mescolarli insieme. Per esempio; fare un'insalata e avere una tazza di zuppa come contorno o involtini con contorno di frutta o verdura.

Capitolo Tre
Una lista di snack mentre si cerca di perdere peso

Spuntini a base di diversi tipi di cibi sani per tutta la giornata aiuta i nostri corpi ad ottenere l'alimentazione di cui abbiamo bisogno. È noto che se mangiamo ogni tre o quattro ore il nostro livello di zucchero nel sangue rimarrà stabile e ci sentiremo molto più eccitati durante l'intera giornata. Cerca di attenerti agli spuntini che ti aiuteranno a bruciare i grassi, ma non esagerare. Stai lontano da snack come patatine o biscotti.

Un'ottima idea per assicurarti di avere degli snack pronti quando esci, è di metterli tutti in sacchetti Tupperware o Ziploc, nel frigorifero o nell'armadio della cucina. In questo modo potrai semplicemente prenderli imballati con la giusta quantità di cibo.

Ecco una lista di diversi tipi di spuntini sani da mangiare mentre si è a dieta:

La frutta è un ottimo cibo da gustare. Ci sono molti tipi diversi di frutta che potrebbero essere facili da afferrare e sono tutti pieni di vitamine e minerali, di cui il nostro corpo ha bisogno ogni giorno.

Taglia diversi tipi di verdure come; cetrioli, carote, sedano, peperoni, olive, broccoli o cavolfiori e immergili nell'hummus.

Ricotta con pesche o melone.

Formaggio di capra spalmato su pomodori a fette.

Mele o sedano con burro di arachidi.

Tacchino arrotolato con formaggio magro.

Congela banane e pezzi di mango. Mescolali per uno spuntino dolce alla vaniglia.

Prepara il tuo popcorn senza burro fatto in casa, sostituendo un po'di olio d'oliva. Aggiungi una piccola quantità di sale per più gusto.

Lessa i gamberetti e poi raffreddali. Prepara la tua salsa cocktail fatta in casa con rafano, succo di limone, pepe spezzato e un po' di ketchup.

Prepara un mix di uvetta, mirtilli secchi, anacardi, noci, noci pecan e mandorle. Mettili in sacchetti Ziploc, in modo che siano pronti per andare.

Fai il guacamole fatto in casa. Taglia un gambo di sedano e immergi i pezzi di sedano nel guacamole.

È possibile acquistare edamame congelato nel negozio di alimentari. Scaldalo nel microonde e aggiungi un po' di sale.

Le noci sono sempre un ottimo spuntino da mangiare mentre si è a dieta. Pistacchi e mandorle sono noti per essere meno grassi rispetto ad altri tipi di noci eriempiono molto. Cerca di non superare più di 20 dadi in unsolo spuntino.

Riscalda un intero carciofo nel microonde. Scalda separatamente l'olio d'oliva con sale, aglio e pepe per immergere i cuori di carciofo.

Salsa di mele senza zucchero. Se ti piace la cannella, spargene un pizzico nella salsa di mele.

Fai la tua salsa vegetale con semplice yogurt greco magro, cipolla in polvere, sale di sedano e aglio in polvere. Aggiungi sale e pepe a tuo piacimento.

Verdure per salsa fatta in casa: carote, sedano, peperoni rossi o verdi, cetrioli, pomodori, broccoli o cavolfiori.

Bocconcini di pizza fatti con melanzane a fette, salsa di pomodoro, con una piccolissima quantità di feta e mozzarella in cima. Unisci tutti gli ingredienti e cuoci in forno.

Fette di prosciutto che avvolgono mele a spicchi e formaggio magro.

Cetrioli a fette con crema di formaggio leggero sparsi sopra. (Non usare più di un cucchiaio di crema di formaggio).

Peperoni rossi tritati con formaggio di capra. (Non usare più di un cucchiaio di formaggio di capra).

Taglia le fette di kiwi e cospargile di cocco tritato.

E, ultimo ma non meno importante, uno dei miei snack preferiti: uva rossa congelata.

Capitolo Quattro
Diversi tipi di cibo da mangiare a cena mentre si è a dieta

La cena è l'ultimo pasto della giornata, quindi assicurati di non mangiare troppo vicino al momento di coricarsi, perché i nostri corpi hanno bisogno di tempo per bruciare le calorie. Per assicurarti di mangiare sano, organizza un programma di cena fisso per ogni sera della settimana. In questo modo puoi mettere qualsiasi cosa nel freezer, da scongelare in frigorifero durante il giorno.

In questo capitolo, ci sarà un elenco di diversi tipi di cibo da mangiare a cena per aiutarti a perdere peso mentre fai una dieta povera di carboidrati.

Pollo

Fai i petti di pollo senz'ossa senza pelle sulla griglia con olio d'oliva molto leggero e condito con condimenti (il mio condimento preferito per il pollo è un condimento greco chiamato Cavender's). Per i contorni: tagliare le zucchine a strisce lunghe, i funghi a fette e gli asparagi. Avvolgi queste verdure in un foglio di alluminio e rivestili con un po'di olio d'oliva e condimenti a piacere. Poi posizionali direttamente sulla griglia.

Cuoci il pollo al forno condito con succo di limone e rosmarino. Per i contorni, lessate le patate dalla pelle rossa e il cavolo arrosto.

Prepara un'insalata di pollo Caesar con kale e lattuga romana, mescola un cucchiaino di condimento Caesar leggero e aggiungi pollo alla griglia o al forno. Aggiungi un pizzico di parmigiano in cima.

Cuoci il pollo al forno con succo di limone, spezie e capperi. Aggiungi basilico o coriandolo per il sapore. Come contorno prepara i cavoletti di Bruxelles nel forno a cuocere per circa dieci minuti e gli ultimi due minuti restanti mettili in forno a cuocere in alto in modo che siano un po' croccanti. Spennella i cavoletti di Bruxelles con un filo d'olio e aggiungi i condimenti a piacere prima di metterli nel forno.

Pollo saltato con zenzero e aglio sul fuoco. Spinaci, funghi e cipolle separati saltati in padella. Adagia prima le verdure sul piatto e coprile con il pollo e cospargi i semi di sesamo sul piatto.

Un'ottima cena salutare, fatta in casa, con pollo e verdure in pentola di coccio: mettidell'acqua sul fondo, aggiungi un pollo intero, taglia le carote, il sedano e il cavolo cinese o il cavolo. Aggiungi un sacchetto di verdure surgelate miste. Aggiungi l'aglio in polvere, il prezzemolo tritato, il pepe e un pizzico di sale. Assicurati di distruggere il pollo e di gettare la carcassa quando hai finito di cucinare. Cuoci tutti gli ingredienti a bassa temperatura per sei ore.

Germogli di soia saltati e peperoni verdi tagliati a cubetti con olio d'oliva, fiocchi di peperone rosso, aglio e una piccola salsa di soia. A parte, pollo a cubetti saltati con zenzero e aglio. Una volta che il pollo è completamente cotto, mescola insieme le verdure e il pollo.

Frutti di mare

Gamberi saltati con spinaci freschi, zucchine tritate, broccoli tritati, carote tritate e cavolfiore. Cuoci tutto sul fuoco con erbe fresche e condimenti a proprio piacimento. Cucinalo solo con olio d'oliva. Non usare burro.

Cuoci il salmone al forno con capperi, succo di limone e olio d'oliva. Per il contorno con il salmone, scegli broccoli a vapore o asparagi.

Cuoci i gamberetti sul fornello con aglio, pepe, succo di limone, un pizzico di sale e brodo di pollo. Lessa la pasta integrale sul fornello. Trita olive kalamata, cipolle, coriandolo e pomodori da aggiungere alla pasta. Mescola tutti gli ingredienti insieme, compresa la salsa rimasta, in cui sono stati cotti i gamberetti.

Avvolgi salmone al cartoccio e aggiungi pomodori, cipolle, aglio, capperi e succo di limone in cima al salmone. Avvolgi tutti gli ingredienti e mettili in forno a 350 gradi per venti minuti.

Griglia o cuoci il pesce bianco con succo di limone, capperi, coriandolo e aglio. Fai una verdura verde come contorno; come cavoli, broccoli, asparagi o spinaci.

Maiale

Braciole di maiale disossate fatte sul fuoco con vino bianco o rosso con spezie. Cuoci separatamente i funghi sul fornello con olio d'oliva, aglio tritato, sale e pepe. Prepara fagioli verdi freschi al vapore. Versa i funghi sopra le costolette di maiale e mangia i fagiolini come contorno.

Braciole di maiale grigliate e fette di ananas. Per un buon sapore, marina il maiale con salsa di soia a basso contenuto di sodio, zenzero e aglio. Per il contorno, fai il riso integrale sul fuoco con peperoni rossi e verdi tagliati.

Tacos di maiale. Fai il maiale nella pentola di coccio con un condimento leggero. Trita cipolle, coriandolo, pomodori e mango per condimenti. Per il sapore aggiungi il guacamole a un guscio di taco morbido integrale con il resto degli ingredienti.

Spremi il succo di lime fresco sopra per un sapore extra.

Altre cene salutari

Per un'insalata di taco; cuoci il tacchino sul fuoco. Taglia i pomodori, il coriandolo e le cipolle. Per la lattuga usa lattuga romana. Se si desidera aggiungere formaggio, utilizza un formaggio cheddar grattugiato privo di grassi. Per condire aggiungi un po'di salsa e guacamole. Come contorno fai il riso integrale e fagioli neri.

Bistecca alla griglia con condimento di pepe in cima. Mescola pomodori, cipolle, cetrioli, germogli, formaggio feta, lattuga romana e cavoli in un condimento a base di olio leggero e aceto e aggiungi la bistecca grattugiata di pepe in cima.

Per un'altra bella insalata; bistecca alla griglia, trita avocado, pomodori, cetrioli, aggiungi una piccola quantità di formaggio di capra, rucola e lattuga romana. Per condire usa olio e aceto o condimenti con succo di limone, aceto di vino bianco, aglio in polvere e un pizzico di sale e pepe.

Fai un grande piatto di verdure grigliate. Ad esempio: zucchine, melanzane, cipolle, pomodori, carote, peperoni, funghi e cavoletti di Bruxelles. Spennella tutte le verdure con un leggero strato di olio d'oliva con un po' di sale e pepe.

Pasta multi-grano miscelata con verdure fresche. Cuoci la pasta separatamente. E rosola le verdure in una padella con un cucchiaio di olio d'oliva. Poi mescola le verdure e la pasta con un pesto di basilico o una salsa di pomodoro.
Verdure: asparagi, funghi, spinaci, zucca e pomodori.

Conclusione del percorso della perdita di peso

Spero che questa sia una buona guida di partenza su cosa mangiare per aiutarti a perdere peso. Durante una dieta, è una buona idea tenere il passo con gli esercizi mattutini e notturni per ottenere i migliori risultati durante e dopo la dieta a basso contenuto di carboidrati. Cerca di non mangiare molti carboidrati o dolci. Assicurati di "fare goal" ogni settimana e fai del tuo meglio per attenertici.

La dieta è un compito estremamente difficile, ma con la giusta mentalità e la forza di volontà per farlo, si può fare. Assicurati di aver messo a disposizione il tempo per allenarti. Ogni mattina prova a svegliarti un po'prima del solito e fai solo un leggero jogging prima di andare a lavoro. Prima di andare a letto, aspetta circa trenta minuti dopo aver cenato e fai di nuovo la stessa cosa. Se hai un abbonamento a una palestra, vai in palestra prima e dopo il lavoro.

Assicurati di fare una dieta, se sei sposato diavere a bordo anche il tuo coniuge. Rende il percorso della perdita di peso molto più facile quando entrambi state facendo la dieta allo stesso tempo. In questo modo non sarai tentato di mangiare certi cibi o saltare l'esercizio. Fatelo insieme come una squadra.

Assicurati di portare il pranzo con te tutti i giorni a lavoro, in questo modo non sarai tentato di comprare qualcosa di malsano o insoddisfacente. Assicurati di avere un piano di pasto stabilito per ogni sera, così quando arrivi a casa è tutto lì pronto da cucinare, in questo modo non sarai tentato di ordinare una pizza o un altro tipo di fast food.

Rimani forte mentre fai una dieta a basso contenuto di carboidrati. Continua a ricordare a te stesso quali sono i tuoi obiettivi quando inizi a pensare a gelato, patatine, biscotti, ecc. C'è stato un motivo per cui hai iniziato questa dieta, avrai così tanta energia dopo aver mangiato sano dopo tre giorni. Cerca di non pesarti ogni giorno. Pesati una volta alla settimana e scrivi su un diario ogni settimana qual è il tuo peso, così puoi vedere quanto lontano sei arrivato.

Parte 2

Introduzione

Vorrei innanzi tutto ringraziare e congratularmi con te per aver scaricato questo libro. Sicuramenteaggiungerai un pizzico di vita e sapore ai tuoi piatti con questa meravigliosa collezione di ricette a basso contenuto di carboidrati. Puoi godere mangiando un pasto con una spruzzata di salsa saporitasenza provare alcun senso di colpa: quanto questo sarà buono? Direi che sarà senz'altro squisito! Non c'è niente di peggio quando stai cercando di mangiare cibi salutari, ma che spesso sono così noiosi e banali per il tuo palato. Ma ora puoi mangiare sano ed avere una salsa dall'ottimo sapore discreto a basso contenuto di carboidrati per dare al tuo pasto quella spinta in più alla perfezione; per rendere la tua esperienza alimentare piacevole e non noiosa ed insipida. Solo perché stai cercando di mangiare cibi salutarinon significa che devi essere privato dal sapore decadente - puoi averle entrambe aggiungendo alla tua scelta una delle salse a basso contenuto di carboidrati proposte in questo libro di ricette!

All'improviso puoi trasformare un pasto che non è niente di speciale in uno che ti fa sorridere con gioia, assaggiarei nuovi sapori quando aggiungi queste deliziose salse a basso contenuto di carboidrati ai tuoi cibi. Non accontentarti di qualcosa semplice e noioso, insaporisci un po'- la varietà è il sale della vita non è così?In questo libro certamente troverai molta varietà di salseda scegliere. Molte di queste sono sicura che non hai mai assaggiate prima, quindi perché non dare ai tuoi gusti una nuova piacevole sorpresa e provare qualche nuova salsa a basso contenuto di carboidrati sui tuoi pasti. Trasformare i tuoi piatti da ordinari a straordinari semplicemente aggiungendo a loro una gustosa salsa a basso contenuto di carboidrati a tua scelta!

Collezione di Ricette più Popolari con Salse a Basso Contenuto di Carboidrati

1. Salsa ai frutti di bosco

Porzioni: 10

Ingredienti:

- 1 confezione di mirtilli rossi con semi rimossi
- 1/8 cucchiaino di pimento
- 14 cucchiaino di noce moscata
- 2 tazze di mirtilli
- ¾ cucchiaino di canella
- ¼ cucchiaino di estratto di Stevia
- 1 tazza di acqua

Preparazione:

In una casseruola a fuoco medio aggiungere tutti gli ingredienti e cuocere per 15 minuti, mescolando ogni tanto. Schiacciare i mirtilli con uno schiacciapatate durante la cottura. Lasciare cuocere fino a quando si addensa. Lasciare raffreddare e dopo è pronto da servire.

Valori Nutrizionali per Porzione:

Proteine: 2g

Grassi: 1g
Carboidrati netti: 6,1g
Calorie: 12,9

Nota: *Stevia, un dolcificante naturale*

2. Senape Dolce Mayo

Porzioni: 4

Ingredienti:

- 1 cucchiaio di aceto di mele
- ½ tazza di maionese
- 1 cucchiaino di senape
- 1 cucchiaino di Stevia
- 1/8 cucchiaino di paprika
- ¾ cucchiaino di aglio tritato

Preparazione:
Aggiungere tutti gli ingredienti in una ciotola e mescolare bene, e lasciar raffreddare prima di servire.

Valori Nutrizionali per Porzione:
Proteine: 0g

Grassi: 10g

Carboidrati netti: 1g

Calorie: 90

Nota: *Stevia, undolcificante naturale*

3. Salsa Dolce & Aspro di Prugne

Porzioni: 6

Ingredienti:

- 2 cucchiai di ketchup
- 1 tazza di liquido Splenda
- ½ cucchiaino di melassa
- ½ tazza di acqua
- ½ tazza di aceto di sidro di mele
- 4 prugne sbucciate, denocciolate in purea
- ½ cucchiaino di gomma Xantana
- 1 cucchiaino di zenzero tritato
- 1 cucchiaio di sciroppo al gusto di lampone
- ¼ tazza di sciroppo al gusto di ananas
- 2 cucchiai di salsa di soia

Preparazione

In una casseruola aggiungere tutti gli ingredienti tranne la gomma Xantana e portare a ebollizione. Coprire e lasciare la miscela a cuocere per 30 minuti. Mescolare ogni tanto. Togliere dal fuoco e lasciare raffredare. Nel frullatore, aggiungere la miscela, la gomma Xantanae mescolare fino a che liscio. Versare nella ciotola e lasciar raffreddare prima di servire.

Valori Nutrizionali per Porzione:

Proteine: 3,5g

Grassi: 0g

Carboidratinetti: 3g

Calorie: 14

4. Salsa Ranch e Peperoncino

Porzioni: 2
Ingredienti:

- 1 cucchiaio di coriandolo tritato
- ½ cucchiaiono di polvere di peperoncino Chipotle
- ¼ tazza di salsa Ranch

Preparazione:
Mescolare tutti gli ingredienti in un frullatore fino a che liscio eservire.

Valori Nutrizionali per Porzione:

Proteine: 1g

Grasso: 8g

Carboidrati netti: g

Calorie: 79

5. Salsa di formaggio all'aglio

Porzioni: 6

Ingredienti:
- 225 gr di crema di formaggio ammorbidito
- ½ tazza di Parmigiano gratuggiato
- ¾ tazza di crema intera
- 1 cucchiaino di aglio tritato
- ½ cucchiaino di noce moscata
- ¼ cucchiaino di pepe nero
- 1 cucchiaino di prezzemolo fresco e tritato
- 1 cucchiaino di sale marino

Preparazione:
Aggiungere tutti gli ingredienti in una padella a fuoco medio. Continuare a mescolare per 10 minuti fino a quando la salsa diventa densa ed il formaggio si scioglie. Servire con la pasta oppure con la bistecca di pollo.

Valori Nutrizionali per Porzione:

Proteine: 7g
Grassi: 27g
Carboidratinetti: 2g
Calorie: 279

6. Salsa ai semi di Papavero

Porzioni: 4

Ingredienti:

- ¼ tazza di aceto bianco
- 5 cucchiai di Splenda in polvere
- ½ cucchiaino di pepe nero
- ½ cucchiaino di sale marino
- ¼ cucchiaino di estratto d'arancia
- 1/3 tazza di olio di cocco sciolto
- ½ cucchiaino di semi di sedano
- 1 cucchiaio di semi di Papavero
- ½ tazza di maionese

Preparazione:

Aggiungere tutti gli ingredienti in una terrina e mescolare fino ad ottenere una salsa omogenea e cremosa, e poi servirla.

Valori Nutrizionali per Porzione:

Proteine: 3,2g
Grassi: 10g

Carboidratinetti: 1g
Calorie: 94

7. Salsa di Pomodoro per la Pizza fatta in casa

Porzioni: 6

Ingredienti :

- 1 800 gr pomodori tagliati a pezzetti
- 1 cucchiaino di aglio tritato
- 1 cucchiaino di foglie di basilico tagliate a pezzetti
- 1 cucchiaino di foglie di oregano tritati
- 2 cucchiai di Stevia

Preparazione:

Aggiungere tutti gli ingredienti in una pentola a fuoco medio. Cuocere per 10 minuti fino a quando i pomodori diventano morbidi e succosi. Versare i pomodori in un frullatore fino ad ottenere una purea. Distribuire la salsa di pomodoro sopra la pasta di pizza.

Valori Nutrizionali per Porzione:

Proteine: 1,2g

Grassi: 0,6g

Carboidratinetti: 4g

Calorie: 36

8. Salsa al Formaggio Blu

Porzioni: 3
Ingredienti:
- 150 gr formaggio blue schiacciato
- ¼ tazza di maionese
- 1/3 tazza di panna acida
- 1/3 tazza di laticello
- 2 cucchiai di succo di limone
- 1 cucchiaino di pepe nero schiacciato
- ¼ cucchiaino di sale marino
- ½ cucchiaino di Stevia

Preparazione:
Mescolare bene tutti gli ingredienti in una ciotola finché sono ben amalgamate e poi servire.

Valori Nutrizionali per Porzione:

Proteine: 2,2 g
Grassi: 6.2g
Carboidrati netti: 0,9g
Calorie: 68

9. Salsa Senape Tabasco

Porzioni: 3

Ingredienti:
- 2 cucchiai di aneto fresco
- ½ tazza di panna acida
- 1 cucchiaino di sale marino
- 1 cucchiaino di pepe nero
- 1 cucchiaino di senape
- 1 cucchiaino di salsa Tabasco
- ½ tazza di maionese

Preparazione:
Aggiungere tutti gli ingredienti in un frullatore e frullare finché è bello e liscio, e poi servire.

Valori Nutrizionali per Porzione:

Proteine: 1g

Grassi: 14g

Carboidrati netti: 1g

Calorie: 130

10. Sughetto di Tacchino

Porzioni: 4

Ingredienti:
- 1 tazza di brodo di tacchino cucinato con le verdure
- 1 tazza di panna pesante
- 1 cucchiaio di burro fuso
- 1 tazza di pollo tritato
- 1/8 cucchiaino di gomma di Xantano

Preparazione:
Aggiungere tutti gli ingredienti in una pentola a fuoco medio (tranne la gomma Xantana), cuocere per 40 minuti finché il liquido è ridotto alla metà, dopo aggiungere la gomma mescolando bene e servire.

Valori Nutrizionali per Porzione:

Proteine: 6,7 g

Grassi: 2,4g

Carboidrati: 1,4g

Calorie: 122

11. Salsa Crema di Rafano e Senape

Porzioni: 8

Ingredienti:
- ¼ tazza di panna acida
- ¾ cucchiao di rafano già pronto
- 1 cucchiaino di senape in polvere
- 1 cucchiaio di maionese

Preparazione:
Sbattere insieme tutti gli ingredienti in una ciotola ed aggiungierla al tuo piatto di carne preferito

Valori Nutrizionali per Porzione:
Proteine: 3,4g

Grassi: 3g

Carboidrati netti: 1g

Calorie: 30

12. Maionese alla Senape

Porzione: 1 tazza
Ingredienti:
- 2 cucchiaini di succo di limone
- 2 tuorli d'uovo
- ½ tazza di olio d'oliva
- ½ tazza di burro fuso
- 1 cucchiaino di aceto di vino bianco
- 1cucchiaino di sale marino

Preparazione:
Mettere nel frullatore il succo di limone, il sale marino, l'aceto e i tuorli d'uovo. Frullate bene fino a che liscio. In un'altra ciotola, aggiungete il burro fuso con l'olio d'oliva e mescolare bene. Azionare il frullatore a bassa velocità, aggiungendo la miscela di burro e amalgamare tutto per alcuni secondi. Una volta che la miscela si addensa, la maionese è pronta.

Valori Nutrizionali per porzione:
Proteine: 1,2 g
Grassi: 33,8 g
Carboidrati netti: 0,5 g

Calorie: 301

13. Sugo al limone

Porzione: 6
Ingredienti:
- 2 cucchiai di grasso animale
- 1 cucchiaio di senape
- 2 cucchiaini di aglio tritato
- 1 cucchiaio di aceto balsamico
- 1 cipolla bianca tritata
- 1 cucchiaio di salvia fresca tritata
- 1 cucchiaino di sale marino
- 1 cucchiaino di pepe nero
- ½ tazza di acqua
- 2 tazze di brodo di pollo
- ¼ tazza di panna da montare
- ½ tazza di funghi Porcini secchi
- 2 cucchiai di succo di limone

Preparazione:
In una ciotola mettere mezza tazza d'acqua e i funghi Porcini. I funghi secchi vanno ammollati per circa trenta cinque minuti prima dell'uso. In una padella a fuoco medio aggiungere il grasso animale, l'aglio e le cipolle. Friggere fino a leggermente dorato. Poi, aggiungere un

po' di scorza di limone, la salvia, il brodo di pollo, il succo di limone, i funghi e l'acqua. Cuocere per cinque minuti mescolando ogni tanto. Versare la senape e l'aceto e portare a ebollizione mentre si continua a mescolare. Abbassare il fuoco al minimo e aggiungere la panna con le spezie. Mescolare bene e cuocere per altri cinque minuti. Quando la miscela si raffredda, mettere tutto al frullatore e frullare fino a renderlo omogeneo e poi servire.

Valori Nutrizionali per porzione:
Proteine: 2.1 g
Grassi: 11,2 g
Carboidrati netti: 4,7 g
Calorie: 130

14. Marmellata di Fragole e Semi di Chia

Porzioni: 20 cucchiai
Ingredienti:
- 2 cucchiai di semi di Chia
- ¼ tazza di Stevia
- 225 g di fragole tagliate a metà
- ¼ tazza di acqua

Preparazione:
Accendere il fornello a fuoco lento. Mettere tutti gli ingredienti tranne i semi di Chia nel frullatore. In una casseruola aggiungere il frullato e cuocere per 40 minuti mescolando fin quando si addensa. Aggiungere i semi di Chia, mescolare bene e spegnere il fuoco. Poi trasferire tutto in un barattolo di vetro. Da servire per una prima colazione sana.

Valori Nutrizionali per porzione:
Proteine: 0,4 g
Grassi: 0,5 g
Carboidrati netti: 0.6 g
Calorie: 10

Nota: *Semi di Chia: i semi della Salvia hispanica*

15. Salsa Tartara Dolce & Aspro

Porzioni: mezza tazza
Ingredienti:
- 1 cucchiaino di cipolla verde a cubetti
- 1 cucchiaino di succo di limone
- 1 cucchiaio di aneto sottaceto tritato
- ½ tazza di maionese
- ½ cucchiaino di erbaccia tritata (dragoncello & prezzemelo)
- sale fino q.b
- pepe nero q.b

Preparazione:
Aggiugere tutti gli ingredienti in una ciotola, mescolare bene. Cospargere con sale e pepe e la salsa è pronta per essere gustata.
Valori Nutrizionali per porzione:
Proteine: 0,6g
Grassi: 14,7 g
Carboidrati netti: 0,62 g
Calorie: 137

16. Prosciutto & Guacamole

Porzioni: 3
Ingredienti:
- 3 fette di prosciutto tagliatte a cubetti
- 2 avocadi sbucciati e snocciolati
- 1 cucchiaino di sale marino
- 1 cucchiaino di pepe nero
- ½ cucchiaino di succo di limone
- 1/3 tazza di Coriandolo tritato
- 1 cucchiaio di aglio grigliato e tritato
- ¼ di cipolla rossa tagliata a dadini
- 1/3 di Peperone rosso a cubetti
- 1 cucchiaio di olio d'oliva

Preparazione:
In una padella a fuoco medio, aggiungere l'olio d'oliva, i pezzi di prosciutto e mescolare bene. Poi, aggiungete le verdure e mescolare bene. Potete usare anche lo schicciaverdure. Insaporite con le spezie e il succo di limone.

Valori Nutrizionali per porzione:
Proteine: 6,7 g
Grassi: 29 g

Carboidrati netti: 4,3 g
Calorie: 322

Nota: *Guacamole: una salsa messicana*

17. Vinaigrette di Lampone

Porzioni: 3
Ingredienti:
- ½ tazza di Lamponi
- 30 gocce di Stevia liquida
- Sale e pepe a piacere
- ½ tazza di olio d'oliva
- ½ aceto di vino bianco

Preparazione:
Aggiungere tutti gli ingredienti nel frullatore. Frullare il tutto fino ad ottenere una salsa omogenea e cremosa. Una preparazione perfetta a tocco agrodolce per condire le insalate, le verdure ma anche la carne bianca e il pesce.

Valori Nutrizionali per porzione:
Proteine: 0,1 g
Grassi: 9.3 g
Carboidrati netti: 0,3 g
Calorie: 84
Nota: Stevia liquida, dolcificante

18. Salsa al Cioccolato Fondente

Porzioni: 2
Ingredienti:
- 1/3 tazza di Stevia in polvere
- 1 tazza di panna montata
- 60 g di cioccolato al latte senza zucchero finemente tritato
- 1/2 cucchiaino di vaniglia

Preparazione:
Mettere la padella a fuoco medio e aggiungete la panna, la Stevia (dolcificante) e battere fino a ben miscelati. Cuocere a fuoco lento. Riunite il cioccolato, la vaniglia e continuate a mescolare fino a ottenere un composto ben amalgamato e levigato. Ideale per guarnire i biscotti.

Nutrizione per porzione:
Proteine: 1,75 g
Grassi: 15 g
Carboidrati netti: 1,25 g
Calorie: 154

Nota: *Stevia, un dolcificante naturale*

19. Salsa al caramello salato

Porzioni: 3
Ingredienti:
- 6 cucchiai di dolcificante Swerve (oppure dolcificanti alternativi)
- ¼ tazza di burro fuso
- 2 cucchiai di zucchero di cocco in polvere
- ¼ cucchiaino di gomma Xantana
- ½ tazza di crema intera
- ¼ cucchiaino di sale
- 2 cucchiai di acqua

Preparazione:
Mettere la casseruola a fuoco medio. Aggiungere il burro, lo zucchero di cocco e cuocere per cinque minuti. Togliere la casseruola dal fuoco, aggiungendo la panna e lasciar bollire di nuovo. Unire la gomma Xantana, il sale e continuare a mescolare senza interruzione. Rimettere sul fuoco e lasciar bollire ancora per 1 minuto. Togliere e lasciare raffreddare, e dopo aggiungete un po' d'acqua e mescolare bene.

Valori Nutrizionali per porzione:
Proteine: 3,7 g
Grassi: 10,57 g
Carboidrati netti: 3,42 g
Calorie: 113

Nota: Swerve: *un sostituto dello zucchero privo di calorie*
La Gomma Xantana: *un addittivo alimentare che svolge funzioni di addensante, stabilizzante e gelificante*

20. Marmellata di Peperoncini Rossi Affumicati

Porzioni: 10 cucchiai
Ingredienti:
- 1/5 tazza di Chipotle - peperoncini rossi
- 225 di more
- ¼ tazza di Eritritolo (oppure dolcificanti alternativi)
- ¼ cucchiaino di Guaranà, (semi, un analogo di caffeina)
- ¼ tazza di olio di cocco
- 8 gocce di Stevia in liquido

Preparazione:
Mettere la casseruola a fuoco basso sul fornello, aggiungere le more e mescolare per cinque minuti finché sono teneri. Aggiungere gli altri ingredienti sempre a fuoco lento per 20 minuti, lasciando addensare la miscela. Versare la marmellata in un contenitore di vetro e lasciare raffreddare prima di servire.

Valori Nutrizionali per porzione:
Proteine: 0,3 g

Grassi: 5,7 g
Carboidrati netti: 1,1 g
Calorie: 51
Nota:
- Chipotle: un tipo di peperoncino affumicato utilizzato nella cucina messicana
- Eritritolo: dolcificante
- Guaranà: è una pianta spontanea appartenente alle Sapindacee che contiene un analogo di caffeina

21. Crema Jalapeno fuso al Lime

Porzioni: 8
Ingredienti:
- mezzo peperoncino Jalapeno con semi rimossi e tritato
- 1 mazzetto di Coriandolo finemente tritato
- 1 cucchiaio di succo di lime
- ½ tazza di olio d'oliva
- 2 cucchiaini di aglio tritato
- ½ tazza di noci tritate
- Sale e pepe q.b

Preparazione:
Aggiungere tutti gli ingredienti nel frullatore e fatelo lavorare fino a che liscio. Cospargere con sale e pepe quanto basta e servire.

Valori Nutrizionali per porzione:
Proteine: 1 g
Grassi: 9 g
Carboidrati netti: 0,5 g
Calorie: 84
Nota: Jalapeno, un peperoncino messicano

22. Salsa Barbecue (BBQ) al Mango

Porzioni: 3
Ingredienti:
- 2 tazze di passata di pomodoro naturale
- ½ tazza di aceto bianco
- ¼ tazza di ketchup senza zucchero
- 1 cucchiaino di paprika in polvere
- 1 cucchiaino di pepe di Cayenna
- 1 cucchiaio di Coriandolo macinato
- ½ cucchiaino di sale marino
- 2 cucchiai di cipolla tritata
- 1 cucchiaio di salsa piccante
- 2 cucchiai di succo di limone
- 1 cucchiaino di salsa di pesce
- 1 cucchiaio di aceto di mele
- 1 cucchiaio di fumo liquido
- ¼ tazza di Stevia
- ¼ tazza di senape
- 1 cucchiaio di sciroppo di Mango senza zucchero
- 1 cucchiaino di zenzero fresco macinato
- ½ cucchiaino di chiodi di garofano macinati

- ½ cucchiaino cardamomo in polvere
- ½ cucchiaino di cannella in polvere
- ½ cucchiaino di pimento in polvere
- 1 cucchiaino di sale marino
- 1 cucchiaio di aglio in polvere

Preparazione:
Mettere la casseruola a fuoco medio, aggiungere tutti gli ingredienti e mescolare bene per 30 minuti. Questa salsa agrodolce da molto gusto alle vostre grigliate di carne prima o dopo cottura.

Valori Nutrizionali per porzione:
Proteine: 7,3 g
Grassi: 4.6 g
Carboidrati netti: 6,6 g
Calorie: 177

23. Pesto di basilico con aglio

Porzioni: 2
Ingredienti:
- ½ tazza di olio di oliva
- 2 tazze di foglie di basilico fresco
- ½ tazza di Parmigiano grattugiato
- ¼ tazza di pinoli tritati
- 5 spicchi d'aglio tritati
- ½ cucchiaino di pepe nero
- 1 cucchiaino di sale marino
- 2 cucchiai di scorza di limone

Preparazione:
Mescolare tutti gli ingredienti nel frullatore e fatelo lavorare fino a che liscio. Il Pesto è pronto per essere utilizzato. E'possibile conservare, in un contenitore ermetico fino a una settimana.

Valori Nutrizionali per porzione:
Proteine: 1 g
Grassi: 9 g
Carboidrati netti: 0,5g
Calorie: 84

24. Ketchup senza zucchero fatto in casa

Porzioni: 4
Ingredienti:
- ½ tazza di aceto bianco
- 800 g di passata di pomodoro
- 1 cucchiaio di cipolla tritata rimossa dall'umido
- ¼ cucchiaino di paprika in polvere
- ½ cucchiaino di chiodi di garofano interi
- ½ cucchiaino di sale marino
- 1 bastoncino di canella schiacciato
- 1 cucchiaio di Stevia

Preparazione:
In una casseruola a fuoco medio aggiungere la passata di pomodoro, la paprika e la Stevia e continuare a mescolare ogni tanto. Lasciare cuocere fino a quando la miscela si riduce circa metà del volume iniziale. Prendete un'altra casseruola e versare il resto degli ingredienti e permetteteglì di raggiungere il punto di ebollizione. Poi, togliere le cipolle e i chiodi di garofano dalla miscela.

Versate questa ultima nella prima casseruola e cuocere a fuoco lento per 25 minuti e mescolare ogni tanto per evitare che il composto si attacchi al fondo. La salsa è pronta e versarla nelle bottiglie di vetro.

Valori Nutrizionali per porzione:
Proteine: 0 g
Grassi: 0 g
Carboidrati netti: 1,7 g
Calorie: 10

25. Salsa di pomodoro all'Italiana

Porzioni: 4
Ingredienti:
- ¼ cucchiaino di Fiocchi di Peperoncino Rosso
- 800 g pomodori pelati
- 1 cucchiaino di cipolle in polvere
- 1 cucchiaino d'aglio in polvere
- 1 cucchiaino di foglie di basilico essiccato
- ½ cucchiaino di pepe nero
- ¼ tazza di olio d'oliva
- 2 cucchiai di aceto di vino rosso
- 1 cucchiaino di sale marino
- 1 cucchiaino di prezzemolo

Preparazione:
Aggiungere tutti gli ingredienti in un frullatore e fatelo lavorare fino a ottenere una purea liscia. La salsa può essere utilizzata per condire i primi piatti, specie la pasta asciutta.

Valori Nutrizionali per porzione:
Proteine: 1 g

Grassi: 7 g
Carboidrati netti: 3 g
Calorie: 84

26. Salsa Messicana Piccante

Porzioni: 4
Ingredienti:
- 6 tazze di pomodori tagliati
- ¼ tazza di coriandolo fresco e tritato
- 1 cucchiaino di sale marino
- 1 cucchiaio di fiocchi di cipolla essiccata
- 1 tazza di peperoncino intero
- 1 cucchiaino di pepe nero

Preparazione:
Per questo tipo di cottura si utilizza il grill del forno. Foderare una pirofila con una carta da forno, oliarla e mettere i pomodori con i peperoni. Fate dorarli sotto il grill per 10 minuti.
Lasciate a raffreddare le verdure. Dopo, mettere nel frullatore con gli altri ingredienti e lavorare fino a renderlo omogeneo.

Valori Nutrizionali per porzione:
Proteine: 1 g
Grassi: 0,5 g
Carboidrati netti: 2,5 g

Calorie: 20

27. Salsa Olandese di Formaggio

Porzioni: 2
Ingredienti:
- 3 tuorli d'uovo
- ½ tazza di burro fuso
- ½ cucchiaino di sale marino
- 1 cucchiaio di succo di limone
- 50 g crema di formaggio ammorbidito

Preparazione:
Aggiungere tutti gli ingredienti nel frullatore fino a renderla liscia.

Valori Nutrizionali per porzione:
Proteine: 2 g
Grassi: 17 g
Carboidrati netti: 1 g
Calorie: 162

28. Salsa di Barbecue Aspra

Porzioni: 4
Ingredienti:
- 425 g salsa di pomodoro
- 1 cucchiaino di salsa Worcester
- 2 cucchiaini di aglio tritato
- 2 cucchiaini di grasso alimentare
- 2 cucchiai di burro
- ½ cipolla rossa tritata
- ¼ cucchiaino di pepe nero
- ½ cucchiaino di aglio sminuzzato finemente
- ½ tazza di aceto di sidro di mele
- 2 cucchiai di Stevia
- 1 cucchiaino di salsa Tabasco
- 2 cucchiaini di fumo liquido

Preparazione:
Mettere una padella a fuoco medio, aggiungere il burro, le cipolle, l'aglio e il grasso. Cuocere per qualche minuto, finché le cipolle saranno dorate. Aggiungere il resto degli ingredienti rimasti e mescolare bene. Cuocere a fuoco basso per altri 30 minuti. Togliere dal fuoco e

fattelo raffreddare. Dopo frullate il tutto fino a ottenere un composto omogeneo e servirla.

Valori Nutrizionali per porzione:
Proteine: 2 g
Grassi: 2 g
Carboidrati netti: 2 g
Calorie: 28

29. Salsa di Pomodoro Essiccato al Sole

Porzioni: 10
Ingredienti:
- 1 cucchiaino di aglio tritato
- 1 cucchiaio di burro ammorbidito
- 1 cucchiaino di cipolle in polvere
- ¾ cucchiaino di pepe nero
- ¾ cucchiaino di sale marino
- 8 foglie di basilico fresco tritate
- ½ tazza di pomodori essiccati al sole, tritati grossolanamente
- 375 g latte di cocco

Preparazione:
In una padella, soffriggere a fuoco medio-basso l'aglio nel burro per diversi minuti. Aggiungere il latte di cocco, il basilico, la cipolla in polvere, il pepe, il sale marino e i pomodori essiccati. Abbassare leggermente il fornello, quindi fai cuocere a fuoco lento per circa 10 minuti e mescolare bene ogni tanto.

Valori Nutrizionali per porzione:
Proteine: meno di 1 g

Grassi: 7 g
Carboidrati netti: 2,5 g
Calorie: 78

30. Sugo di carne

Porzioni: 25
Ingredienti:
- 450 g di carne macinata magra (manzo)
- 800 g pomodori pelati interi
- 170 g funghi Cremini tagliati a fette
- 170 g concentrato di pomodoro
- 1 cucchiaino di sale all'aglio
- 2 cucchiai di aglio tritato
- 1 cucchiaino di basilico essiccato
- 1 cucchiaino di prezzemolo secco
- ½ cucchiaino di sale marino
- ¼ cucchiaino fiocchi di peperone rosso
- ½ cucchiaino di cipolle in polvere
- ½ cucchiaino di alloro essiccato

Preparazione:
Rosolare la carne macinata in una padella antiaderente a fuoco medio, unire la cipolla, l'aglio tritato e il sale all'aglio. Far prosciugare il grasso in eccesso e aggiungete i pomodori e mescolare con la carne. Unire la passata di pomodoro, i funghi, l'alloro, origano, il basilico, l'aglio in polvere, il sale marino e scaglie di

peperoncino. Ridurre il calore per cuocere a fuoco basso per 30 minuti e mescolando di tanto in tanto.

Valori Nutrizionali per porzione:
Proteine: 6 g
Grassi: 1,5 g
Carboidrati netti: 3 g
Calorie: 48

31. Tre formaggi all'aglio Marinara

Porzioni: 16
Ingredienti:
- 800 g di pomodori schiacciati in lattina
- 3 cucchiai di aglio tritato
- 1 cucchiaino di origano essiccato
- ½ cucchiaino d'aglio in polvere
- 1 cucchiaino di prezzemolo essiccato
- 1 cucchiaino e ½ di basilico essiccato
- 170 gr concentrato di pomodoro
- ½ cucchiaino di sale marino
- ¼ tazza di Pecorino Romano tritato
- ¼ tazza di Mozzarella grattugiata
- ¼ tazza di Parmigiano grattugiato
- ¼ cucchiaino fiocchi di peperoncino tritato

Preparazione:
In una padella larga a fuoco basso aggiungere i pomodori tritati, la passata di pomodoro e tutti gli altri ingredienti tranne i tre formaggi. Portate a bollire per circa 15 minuti, mescolando spesso. Unite i formaggi e mescolare fino a quando gli ingredienti sono ben miscelati.

Valori Nutrizionali per porzione:
Proteine: 2,5 g
Grassi: 1,25 g
Carboidrati netti: 4 g
Calorie: 37

32. Salsa di Lime e Peperoncino

Porzioni: 3
Ingredienti:
- 1 cucchiaio di burro d'arachidi senza sale
- succo di ¼ lime
- ½ cucchiaio di miele biologico
- ¼ tazza di acqua
- ½ cucchiaino d'olio di peperoncino rosso
- ¼ cucchiaino d'olio di sesamo
- 1 spicchio d'aglio tritato
- 1 cucchiaino di zenzero grattugiato
- 2 cucchiai di salsa di soia a basso contenuto di sodio

Preparazione:
In una padella a fuoco medio aggiungere il succo di lime, la salsa di soia, l'olio di sesamo, di peperoncino, il zenzero e l'aglio. Cuocere per qualche minuto, quindi aggiungere il burro d'arachidi e mescolare fino a portarlo a ebollizione. Dopo aggiungere l'acqua, il sale e il miele. Far

cuocere ancora per 2 minuti, servire come salsa per immersione.

Valori Nutrizionali per porzione:
Proteine: 1,73 g
Grassi: 3,84 g
Carboidrati netti: 5,57 g
Calorie: 59

33. Salsa del Sichuan

Porzioni: 4
Ingredienti:
- 2 cucchiai di aceto di vino bianco
- 1 cucchiaio di concentrato di pomodoro
- 3 cucchiai di brodo di pollo a basso contenuto di sodio
- 1 cucchiaino di salsa di soia a basso contenuto di sodio
- 1 cucchiaino di Stevia
- ½ cucchiaino di olio di sesamo
- ¼ cucchiaino d'amido di mais
- ¼ cucchiaino di fiocchi di peperoncino tritato

Preparazione:
Sbattere in una ciotola il concentrato di pomodoro, il brodo, l'aceto di vino, la salsa di soia, il dolcificante Stevia, l'amido di mais, l'olio di sesamo e i fiocchi di peperoncino tritato. Questo può essere conservato in frigo anche per una settimana.

Valori Nutrizionali per porzione:

Proteine: 0,27 g
Grassi: 0,67g
Carboidrati netti: 1,26g
Calorie: 12

34. La Salsa Barbecue

Porzioni: 4
Ingredienti:
- 2 cucchiai di aceto di vino bianco
- 225 g salsa di pomodoro
- ½ cucchiaino d'aglio in polvere
- 1 cucchiaino di senape
- 1/3 cucchiaio di salsa Worcestershire (una salsa inglese)
- 2 cucchiaini di prezzemolo fresco tritato
- Sale e pepe a piacere

Preparazione:
Mescolare tutti gli ingredienti e condire i piatti che vuoi.

Valori Nutrizionali per porzione:
Proteine: 1,01 g
Grassi: 0,38 g
Carboidrati netti: 4,92 g
Calorie: 25

35. Salsa di Funghi

Porzioni: 2
Ingredienti:
- 225 g di champignons finemente tritati
- 1 cucchiaio di burro non salato
- ½ tazza di brodo di pollo a basso contenuto di sodio
- 2 cucchiai di panna
- ¼ cucchiaino di noce moscata macinato
- Sale e pepe a piacere
- 1cucchiaio di panna acida

Preparazione:
Scaldare il burro in una padella a fuoco medio. Aggiungere champignons e fate cuocere mescolando, fino a quando i funghi hanno rilasciato il loro liquidi, circa cinque minuti. Aggiungere la panna e il brodo di pollo e cuocere per altri 2 minuti. Togliere dal fuoco e guarnire con panna acida, sale, pepe e noce moscata e mescolare bene.

Valori Nutrizionali per porzione:

Proteine: 4,12 g
Grassi: 8,25 g
Carboidrati netti: 4,94 g
Calorie: 102

36. Salsa Hoisin

Porzioni: 12
Ingredienti:
- 2 cucchiai di burro d'arachidi
- 4 cucchiai di salsa di soia a basso contenuto di sodio
- 1 cucchiaio di melassa
- ½ cucchiaino di salsa piccante Cinese
- pepe a piacere
- ½ cucchiaino d'aglio in polvere
- 2 cucchiaini di aceto di vino bianco
- 2 cucchiaini di olio di sesamo

Preparazione:
Mescolare bene tutti gli ingredienti in una ciotola.

Valori Nutrizionali per porzione:
Proteine: 0,83 g
Grassi: 2.1 g
Carboidrati netti: 2,29 g
Calorie: 30

37. La crema al Parmigiano

Porzioni: 3
Ingredienti:
- 1 tazza di Parmigiano grattugiato
- ½ tazza di crema senza grassi
- Sale e pepe a piacere

Preparazione:
Aggiungere la panna alla casseruola a fuoco medio fino a quando bolle. Dopo aggiungere il Parmigiano, il pepe e il sale e mescolare bene.

Valori Nutrizionali per porzione:
Proteine: 13,87 g
Grassi: 10,1 g
Carboidrati netti: 5 g
Calorie: 167

38. Salsa allo Yogurt e Senape

Porzioni: 4
Ingredienti:
- 2cucchiaini di Stevia
- 1 tazza di yogurt bianco
- ¼ tazza di senape marrone

Preparazione:
Mescolare bene con una frusta tutti gli ingredienti in una ciotola. Si combina bene con le strisce di pollo.

Valori Nutrizionali per porzione:
Proteine: 4,13 g
Grassi: 0,6 g
Carboidrati netti: 6,8 2g
Calorie: 48

39. Salsa Agrodolce Piccante Tailandese

Porzioni: 25
Ingredienti:
- 2 peperoncini
- 4 cucchiai di succo di limone
- 1 tazza di acqua bollente
- 2 cucchiaini di Stevia
- 3 cucchiai di salsa di pesce
- 3 spicchi d'aglio
- ½ peperone rosso grande tritato

Preparazione:
Mettere la Stevia nell'acqua bollente, mescolare e lasciare da parte. Nel frattempo, aggiungere nel frullatore gli altri ingredienti, la miscela di acqua ed elaborare bene. Puoi addensare la salsa aggiungendo la gomma di Xantana.

Valori Nutrizionali per porzione:
Proteine: 0,13 g
Grassi: 0,03 g
Carboidrati netti: 0,99 g
Calorie: 4

40. Salsa di Lamponi

Porzioni: 8
Ingredienti:
- 320 gr Lamponi congelati
- 1pizzico di sale
- 1 tazza di Splenda
- 1 tazza di acqua

Preparazione:
Mescolare la Splenda, il sale e l' acqua in una casseruola e portare a ebollizione. Aggiungere i lamponi e tornare ad ebollizione e abbassare il fuoco per far sobbollire per dieci minuti.

Valori Nutrizionali per porzione:
Proteine: 0,51 g
Grassi: 0,28 g
Carboidrati netti: 7,78g
Calorie: 32

41. Salsa Tzatziki

Porzioni: 6
Ingredienti:
- ½ tazza di cetriolo sbucciato e grattugiato
- 1 cucchiaino di scorza di limone
- ½ tazza di yogurt greco
- ¼ cucchiaino di sale marino

Preparazione:
Mescolare tutti gli ingredienti in una ciotola e conservare in frigorifero fino al momento dell'uso.

Valori Nutrizionali per porzione:
Proteine: 1,9 g
Grassi: 0,02 g
Carboidrati netti: 1,02g
Calorie: 11

42. Salsa di Panna Agrodolce

Porzioni: 8
Ingredienti:
- 450 gr panna acida leggera
- 2 cucchiaini di estratto di vaniglia
- 4 cucchiaini di Stevia

Preparazione:
Mescolare tutti gli ingredienti in una ciotola fino a completa miscelazione.

Valori Nutrizionali per porzione:
Proteine: 1,99 g
Grassi: 6,01 g
Carboidrati: 6,26 g netti
Calorie: 88

Conclusione

Spero che vi godrete tutte queste meravigliose ricette di salsa a basso contenuto di carboidrati in questa collezione. Non solo cibi che ricaricano e danno energia ma sono anche salutari. Allo stesso tempo puoi gustare i piatti pieni di sapore e perdere quei chili in più!
Ancora, vorrei ringraziarti per aver scaricato il mio libro e chiederti che sarebbe molto apprezzato di lasciare una piccola opinione. Goditi la tua nuova collezione di salse a basso contenuto dei carboidrati!

www.ingramcontent.com/pod-product-compliance
Lightning Source LLC
Chambersburg PA
CBHW071902070526
44583CB00016B/1802